AF475109

Ta 11
30

LETTRES A ÉGLÉ

SUR L'ANATOMIE ET LA PHYSIOLOGIE

COMPARÉES.

LETTRES A ÉGLÉ
SUR L'ANATOMIE ET LA PHYSIOLOGIE
COMPARÉES.

Lettre première.

CONSIDÉRATIONS GÉNÉRALES
SUR LA VIE PHYSIQUE
ET SUR SES PRINCIPALES MANIFESTATIONS (1).

MA CHÈRE ET EXCELLENTE AMIE,

APRÈS avoir consacré beaucoup de temps à l'étude des Sciences abstraites, Pascal s'affligeait de rencontrer si peu de gens capables de s'entretenir avec lui sur les sujets dont ces sciences s'occupent. Il résolut d'étudier l'homme, dans l'espérance de trouver *bien des compagnons*. Je me trompais, dit-il : il y a encore moins d'hommes qui étudient l'Homme qu'il n'y en a qui étudient la géométrie.

Plus heureux que Pascal (puisse sa grande ombre me pardonner ce rapprochement !) et grâce aux progrès de l'esprit humain, je puis aujourd'hui parler de l'homme, et même des animaux, devant un auditoire rempli de bienveillance, devant vous surtout qui comprenez si bien tout ce qu'il y a de réel

(1) Ce travail a paru, sous une forme un peu différente, dans les Mémoires de l'Académie des Sciences de Toulouse, tom. 1, 5e sér., p. 1.

et puissant intérêt dans une étude qui touche de si près à toutes les grandes questions de la philosophie naturelle.

Aussi est-ce avec un vrai bonheur que j'accepte la tâche si douce et si flatteuse pour moi de vous faire connaître, sommairement et dans une série d'entretiens sans prétention, la structure du corps humain et celle des animaux, ainsi que les actes souvent très-simples et quelquefois très-compliqués, dont leur organisation est le vivant théâtre.

Puissé-je ne pas rester trop au-dessous du rôle difficile et délicat que vous me confiez! Puissé-je surtout, ma chère amie, vous faire aimer de plus en plus ce grand livre de la Nature, qui mieux encore que les livres des hommes, a des consolations pour toutes les douleurs et des baumes pour toutes les blessures »)*Lamartine*).

J'essaierai aujourd'hui de répondre, autant qu'il me sera possible, à votre première et embarrassante question : « Qu'est-ce que la vie ?

Consultez Voltaire, il vous dira : « La vie est l'organisation avec la faculté de sentir. » Comme si les végétaux, bien qu'ils ne sentent pas, n'étaient pas des êtres vivants.

Au physique, vous répond Lamartine, « vivre veut dire, pour les hommes qui sont le mieux partagés en durée de leur existence, respirer un certain nombre infiniment petit de souffles avec un soufflet appelé *poumon*, qui fait battre un organe appelé *cœur*, et circuler une sève rouge appelée *sang*, puisée dans un réservoir commun appelé *air* (1). »

Mais comme Voltaire et Lamartine, malgré tout leur génie, n'ont pas la prétention d'être, en physiologie, des autorités sans réplique, j'ouvre les volumineux traités des savants de profession, et je tâche d'y trouver une réponse satisfaisante à la question précédemment posée. « La vie, me dit Burdach, est l'infini dans le fini, le tout dans la partie, l'unité dans la pluralité (2). »

---

(1) Lamartine, *Cours familier de littérature*, XIe Entretien, pag. 351.

(2) Burdach, *Traité de Physiologie considérée comme science d'observation*, tom. IV, pag. 149.

Suivant Schelling, un des illustres chefs de cette école de rêveurs qui ont osé dire que « philosopher sur la nature c'est créer la nature, ou du moins, que c'est repenser la pensée de Dieu ; » suivant Schelling, « le caractère fondamental de la vie consiste particulièrement en ce qu'elle est une succession retournant en elle-même, fixée et entretenue par un principe intérieur (1). »

En s'enveloppant d'un pareil mysticisme, ces écrivains ne nous donnent-ils pas le droit de leur dire, avec le poëte Ménage :

Si ton esprit veut cacher
Les belles choses qu'il pense,
Ami, qui peut t'empêcher
De te servir du silence ?

Voici qui est un peu plus clair, mais, par malheur, pas plus exact :

« La vie est l'ensemble des fonctions qui résistent à la mort (2) » (Bichat).

Erreur capitale et naïveté inconcevable de la part d'un génie tel que Bichat. D'après le Docteur Cerise, si connu par ses remarquables travaux sur le système nerveux, « la vie est cette force mystérieuse qui se révèle dans les êtres organisés par la production des germes, au moyen desquels les espèces se conservent indéfiniment, et par la production des éléments organiques, au moyen desquels les individus se développent et se conservent pendant une durée déterminée. »

« L'individu meurt et la vie reste : telle est la pensée qu'il s'agissait de faire prévaloir. »

Je trouve dans un des ouvrages les plus spirituels du professeur Lordat la longue définition, ou plutôt la description que voici :

« La vie est un *phénomène temporaire*, qui consiste en ce qu'une puissance *unitaire*, procédant *par succession* d'un

---

(1) Schelling, *System des transcedentalen Idealismus.* Tubingen, 1840, in-8°.

(2) *Recherches physiologiques sur la vie et la mort,* pag. 1. Paris, 1844, in-12.

agrégat vivant, primitivement *infinitésimale*, *inimaginable*, *plastique*, compose et *construit* lentement de *plusieurs* éléments *hétérogènes* et *insociables*, et *conserve* intact un mixte éminemment *corruptible*, dans lequel elle *exécute* un grand nombre de fonctions conservatrices, *s'accroît*, se *développe*, acquiert le plus haut degré *d'intensité;* et, quand le temps est venu, *s'affaiblit* progressivement dans le même agrégat, et finit par *disparaître*, sans que cet agrégat ait perdu les *conditions* qui étaient nécessaires pour l'habitation de son auteur, et le laisse à la merci des *fermentations* auxquelles il est chimiquement sujet par l'hétérogénéité des éléments et par les affinités divellentes du milieu (1). »

D'autres soutiennent, au contraire, que, loin d'être une force, une puissance, une cause, un principe, la vie est simplement le résultat, l'effet même de l'organisation.

Béclard le déclare en propres termes : « La vie, dit-il, est l'organisation en action. »

« C'est la manière d'exister des êtres organisés, » répète M. Dezeiméris, après beaucoup d'autres physiologistes de l'école de Paris (2).

Je n'en finirais pas si je voulais passer en revue toutes les définitions qui ont été données de la vie. Selon moi, la meilleure ne vaut rien. En voici trois, pourtant, et des plus récentes, qui ont du moins le mérite de la concision.

« La vie est l'activité spéciale des corps organisés (3) » (Dugès).

« C'est l'état d'action particulier aux corps organisés (4) » (Carpenter).

« La vie est l'action propre des corps organisés sur eux-

---

(1) Lordat, *Preuve de l'insénescence du sens intime de l'homme*, p. 47. Paris, 1844, in-8°.

(2) P. Bérard, *Cours de physiologie*, tom. 1, pag. 14. Paris, 1848, in-8°.

(3) Dugès, *Traité de physiologie comparée de l'homme et des animaux*, tom. 1, pag. 3.

(4) Carpenter, art LIFE, dans *Cyclopædia of anatomy and physiology*.

mêmes et sur le monde extérieur (1) » (Is. Geoffroy-Saint-Hilaire).

Ai-je besoin de vous dire que chacune des définitions qui précèdent reflète tout un système? Ainsi, pour les uns (*Ecole de Paris*), la vie est l'effet de l'organisation; pour les autres (*Ecole de Montpellier*), elle en est la cause efficiente et formatrice, et cette cause est désignée par eux sous le nom de *force* ou de *principe vital*.

Parmi ces derniers, il en est qui admettent l'identité du principe vital avec l'âme intelligente ou le sens intime (*Stahl, Van Helmont*); d'autres, au contraire (*Barthez, Lordat*), distinguent soigneusement ce principe d'avec le sens intime. Celui-ci, en effet, est immatériel, intelligent, libre dans ses déterminations, indivisible et immortel. La force vitale est inintelligente; elle agit et tend à un but sans le savoir et sans le vouloir; elle est normalement indivise, mais non indivisible et surtout non impérissable. Le sens intime préside à tous les actes intellectuels proprement dits; la *force vitale* à tous les actes de l'instinct, et aux fonctions vitales qui ont pour but l'entretien de l'agrégat matériel, c'est-à-dire, du corps.

Il suit de là que l'on ne doit pas confondre le *principe vital* avec la *vie*; car ce serait confondre la cause avec l'effet. « Agent incitateur des organes, il les met en mouvement; alors ils possèdent la vie, car cette animation seule constitue la vie. Ainsi, il est principe ou cause; la vie est effet (2). »

Les adversaires déclarés du vitalisme prétendent qu'au moment où il a créé l'Univers, Dieu a donné aux éléments du GRAND TOUT les propriétés qui les distinguent aujourd'hui. Or, en tant qu'êtres matériels, les êtres vivants font partie du Grand Tout. En organisant la matière, dès l'origine des choses, le Créateur l'a douée en même temps de propriétés *spéciales* qui ne peu-

---

(1) Is. Geoffroy Saint-Hilaire, *Histoire naturelle générale des règnes organiques*, tom. II, pag. 58.

(2) J. L. Brachet, *Physiologie élémentaire de l'homme*, tom. I, pag. 47. Lyon, 1855.

vent entrer en jeu que dans certaines conditions et sous l'influence de certains agents (*air*, *chaleur*, *aliments*, etc.). Or, la procréation continue l'œuvre de Dieu. Les parents communiquent donc au germe, et lui communiquent simultanément, l'organisation et les propriétés vitales. Ces propriétés, à leur tour, lui donnent les moyens de *s'assimiler*, et, par conséquent, de douer de vitalité les matériaux fournis par le monde inorganique.

En un mot, l'acte même de l'organisation développe les pouvoirs vitaux dans les tissus qu'il construit, absolument comme le frottement développe l'électricité dans le verre ou dans la résine, comme le simple contact transmet à l'acier la vertu magnétique.

Ici, vous le voyez, la vie est bien le résultat de l'organisation.

A quoi bon un principe vital, disent les anti-vitalistes? A quoi bon cet *x* algébrique qui n'explique rien en prétendant tout expliquer? Pourquoi Dieu aurait-il donné un principe vital à tous les habitants de la terre, tandis qu'il s'est contenté de soumettre à une loi unique (celle de la *gravitation* ou *attraction universelle*), les myriades de globes que sa main puissante a lancés dans l'espace? Ne vaut-il pas mieux croire que, dès le commencement du monde, il a doué la matière organisée de propriétés *spéciales*, dont la mise en jeu constitue la vie?

Supposons, ajoutent les partisans de ce système, un jeune physiologiste entièrement étranger aux sciences physiques, mais élevé dans la foi au principe vital, et admettons que ce jeune homme voit, pour la première fois, une machine à vapeur en pleine activité. Il examine curieusement la structure des diverses parties de cette machine; il s'aperçoit que les actions de chacune d'elles, quoique différentes, concourent à un but commun; il s'étonne des effets opposés de l'eau contenue dans la chaudière et de celle qui se rend dans le condensateur; enfin, méconnaissant la puissance de la vapeur, il attribue tous les mouvements harmoniques dont il est témoin à un principe inhérent à la machine elle même.

En quoi la conclusion de ce jeune homme est-elle plus illogique que celle des physiologistes qui expliquent tous les phénomènes de la vie à l'aide d'une force, ou cause imaginaire, qu'ils appellent le *principe vital ?*

Une pareille manière de raisonner nous remet en mémoire cette spirituelle malice de Fontenelle :

« Représentés-vous , dit-il , tous les Sages à l'Opéra , ces Pithagores , ces Platons , ces Aristotes , et tous ces gens dont le nom fait aujourd'hui tant de bruit à nos oreilles ; supposons qu'ils voyoient le Vol de Phaëton que les Vents enlèvent, qu'ils ne pouvoient découvrir les cordes, et qu'ils ne sçavoient point comment le derrière du Théatre étoit disposé. L'un d'eux disoit : C'est une certaine vertu secrette qui enlève Phaëton. L'autre , Phaëton est composé de certains nombres qui le font monter. L'autre, Phaëton a une certaine amitié pour le haut du théatre ; il n'est point à son aise quand il n'y est pas. L'autre, Phaëton n'est pas fait pour voler, mais il aime mieux voler , que de laisser le haut du Théatre vuide , et cent autres rêveries que je m'étonne qui n'ayent perdu de réputation toute l'Antiquité. A la fin Descartes , et quelques autres modernes sont venus , qui ont dit : Phaëton monte, parce qu'il est tiré par des cordes, et qu'un poids plus pesant que lui descend. Ainsi............ qui verroit la Nature telle qu'elle est, ne verroit que le derrière du Théatre de l'Opéra (1). »

Mais, puisque nous ne savons rien des causes de la vie, pouvons-nous du moins connaître les conditions essentielles à sa manifestation.

Ici, l'observation directe semble démontrer que chaque organe ou chaque appareil, pour entrer en exercice, c'est-à-dire pour exécuter sa fonction , a besoin d'un excitant spécial. Ainsi, tous les êtres vivants ne peuvent entretenir leur existence qu'à la condition d'introduire dans leur intérieur une certaine quantité d'aliments empruntés aux deux règnes. Il faut qu'ils soumettent

(1) Fontenelle, *Entretiens sur la pluralité des mondes*, pag. 18. Paris, M. DCC. XLII, in-12.

le fluide nourricier qui en résulte à l'influence de l'air libre (*animaux aériens*) ou dissous dans l'eau (*animaux aquatiques*). Un certain degré de chaleur est indispensable à l'exercice des fonctions vitales chez les végétaux comme chez les animaux. La lumière agit sur les plantes à la manière d'un appareil réducteur, encore sans modèle dans nos laboratoires, puisqu'elle décompose à froid l'acide carbonique, fixe le carbone dans le tissu du végétal, et met l'oxygène en liberté.

L'action du fluide électrique sur les êtres vivants est beaucoup moins connue que celle de la chaleur ; mais tout semble prouver qu'elle n'est pas non plus sans importance.

Quant au magnétisme, et surtout au magnétisme animal, nous croyons que son action sur l'organisme s'est bornée, jusqu'à présent, à exploiter la crédulité humaine, et à *faire tourner les têtes encore plus que les tables*, ceci soit dit sans aucune allusion et sans malice aucune.

Complétement desséché, ou privé d'air ou de chaleur, un animal quelconque ne tarde pas à périr, ou du moins à ne plus manifester aucune action vitale.

Nul doute, par conséquent, que les phénomènes vitaux, quoi qu'en disent d'illustres physiologistes, ne soient, en grande partie, sous la dépendance de certains stimulants, les uns généraux (*air, chaleur, électricité*), les autres spéciaux (*aliments*). Nul doute encore que la soustraction de ces stimulus ne détruise complétement la vie ou du moins n'en suspende l'action, sans toutefois anéantir la *vitalité*, c'est-à-dire l'*aptitude à vivre*.

Ceci m'amène tout naturellement à vous parler de l'*hibernation*, de la vitalité inactive ou *dormant vitality* des physiologistes anglais, et de la *résurrection* de certains animaux devenus bien célèbres depuis les expériences de Spallanzani, répétées et agrandies par mon ami M. Doyère.

Vous avez vu, plus d'une fois, les hirondelles se rassembler en automne, et, après avoir tenu leur bruyant conciliabule, s'envoler ensemble vers des climats où elles trouveront la nourriture que leur refuse le nôtre.

Les insectes, vous le savez, constituent exclusivement cette nourriture, n'en déplaise à un grand poëte qui veut absolument leur donner les miettes de son pain, et le leur faire manger dans la jolie petite main de sa charmante et bien-aimée *Graziella*. Or, pendant l'hiver, les insectes sont rares, et la pauvre sœur de Philomèle mourrait chez nous de froidure et de faim. Dieu ne l'a pas voulu; car si, maintenant surtout, il semble ne plus donner leur pâture aux petits des humains, il la donne toujours aux petits des oiseaux.

Quant aux chauves-souris, aux loirs, aux marmottes, aux hérissons, à la plupart des reptiles, à beaucoup d'insectes, il les endort pendant l'hiver, réalisant ainsi, pour ces êtres privilégiés, le proverbe si connu : « *Qui dort, dîne.* »

Or, notez comme un fait très-curieux que, chez les animaux, l'activité de la respiration est en raison inverse de l'*irritabilité* de la fibre musculaire, c'est-à-dire, en raison inverse du pouvoir qu'a cette fibre de se contracter sous l'influence de certains stimulants physiques, chimiques ou intellectuels (*galvanisme*, *volonté*, *etc.*). Ainsi, par exemple, chez les oiseaux, la fonction respiratoire est très-active, et leurs mouvements très-rapides et très-énergiques; mais leur fibre musculaire est douée d'une très-faible irritabilité. Le contraire a lieu chez les reptiles, et en général chez tous les animaux à sang froid.

Or, un des effets les plus singuliers du sommeil, c'est de diminuer la respiration en augmentant l'irritabilité musculaire. Chez l'homme et chez la plupart des mammifères, ce double phénomène, quoique bien réel, est assez peu prononcé. Mais il l'est bien davantage chez les animaux hibernants, dont le sommeil diffère du nôtre en ce qu'il est beaucoup plus profond et de plus longue durée. Pendant qu'ils dorment de leur sommeil d'hiver, leur respiration est presque nulle, mais leur irritabilité est portée à un très-haut degré. Et il faut bien qu'il en soit ainsi; car, si la respiration était considérablement diminuée sans que l'irritabilité subît une augmentation notable, le cœur cesserait d'être stimulé, et l'animal mourrait comme dans le cas de torpeur ou de lente asphyxie.

Si la respiration était augmentée sans que l'irritabilité fût amoindrie, le cœur serait stimulé outre-mesure, et la mort arriverait encore, comme elle arrive en effet, lorsqu'on réveille trop subitement un animal plongé dans le sommeil d'hiver.

Et quand je dis *sommeil d'hiver*, je pourrais tout aussi bien dire *sommeil d'été;* car, au rapport de M. Alexandre de Humboldt, les serpents aquatiques et les crocodiles des grands fleuves de l'Amérique méridionale passent en léthargie tout le temps que durent les chaleurs de ces brûlants climats. Il en est de même des tenrecs, espèce de hérisson propre à Madagascar. Cuvier, qui rapporte ce fait d'après un naturaliste très-digne de foi (Bruguière), a donc tort d'ajouter que la seule condition de la léthargie est le *froid* et l'absence des causes irritantes (1).

Quoi qu'il en soit, pendant l'hibernation, non-seulement les actes respiratoires sont excessivement ralentis, quelquefois même suspendus par intervalle; mais encore la chaleur de l'animal s'abaisse considérablement; la circulation devient irrégulière et lente comme celle d'un reptile; enfin, l'animal, plongé dans cette sorte de sommeil, supporte la privation d'air pendant un temps relativement très-long. Ce sont là des faits parfaitement démontrés depuis les curieuses expériences de Spallanzani, de Saissy, de Mangili, de W. Edwards, de Marshall-Hall, etc., etc.

Ainsi, pendant son sommeil d'hiver, une chauve-souris ne consomme pas, en soixante heures, la moitié de l'oxygène atmosphérique qu'elle consomme en une demi-heure dans son état de veille et d'activité. Ce même animal, en léthargie, peut séjourner sous l'eau pendant plus d'un quart d'heure, sans paraître en souffrir. Un hérisson y reste pendant vingt-deux minutes; éveillé, il y meurt au bout de trois minutes. Une marmotte endormie, plongée dans le gaz acide carbonique, continua de vivre pendant quatre heures dans ce gaz : un rat et un oiseau y périrent à l'instant. Gardez-vous de croire cependant, qu'une fois éveillés les animaux hibernants continuent d'être doués du merveilleux privilége de vivre presque sans respirer. Au contraire, ils ren-

---

(1) Cuvier, *Histoire des sciences naturelles*, 1829, tom. 1, pag. 280.

trent alors sous la loi commune, et succombent bien vite si vous les privez d'air seulement pendant quelques minutes (trois ou quatre, tout au plus).

Je vous ai dit que la circulation est extrêmement ralentie chez les animaux hibernants. Mais ce qui doit surtout fixer votre attention, c'est que les cavités gauches du cœur qui, à l'état de veille, ne peuvent recevoir et distribuer aux organes que du sang artériel, reçoivent et charrient alors du sang veineux, fait très-remarquable, qui prouverait à lui seul l'augmentation de l'irritabilité musculaire, si elle n'était mise hors de doute par une expérience bien cruelle, qu'il faut pourtant vous raconter.

Ainsi, Mangili, après avoir décapité une marmotte en état d'hibernation, vit son cœur continuer à battre pendant plus de trois heures. Celui d'une marmotte décapitée dans l'état de veille ne battait plus cinquante minutes après la mort de l'animal.

Sur un hérisson endormi depuis cent cinquante heures, Marshall-Hall divisa la moëlle épinière au-dessous de l'occiput, et la détruisit dans toute son étendue, après avoir préalablement enlevé le cerveau. Le cœur battait encore vigoureusement quatre heures après cette sanglante opération. Ses battements se ralentirent ensuite; mais ils ne cessèrent qu'au bout de onze heures. A ce moment, et même demi-heure après, le cœur répondait encore par des contractions bien visibles aux irritations faites sur son tissu avec la pointe d'un canif. Sur un hérisson éveillé et traité comme le précédent, le cœur ne battait plus deux heures après l'expérience (1).

Ainsi, en définitive, l'hibernation n'est qu'un long et profond sommeil, pendant lequel l'irritabilité du cœur augmente en raison directe de la diminution des fonctions respiratoires. De là, la possibilité d'une circulation impossible dans l'état d'activité de l'animal; de là aussi, diminution notable dans sa température; de là, enfin, pour lui la nécessité d'éviter toutes les

(1) Marshall-Hall, article HIBERNATION, *Cyclopædia of anatomy*, etc., pag. 772.

causes qui pourraient troubler sa léthargie; car le réveil, et surtout le réveil subit, ce serait, c'est même souvent la mort.

La cause première du sommeil hibernal nous est jusqu'à présent inconnue. Nous pensons toutefois qu'il dépend, en grande partie, de cette *loi de périodicité*, si générale dans la nature, loi en vertu de laquelle tous les animaux sont obligés de faire succéder à des intervalles d'activité, des intervalles de repos plus ou moins prolongés.

Quant aux causes qui favorisent l'hibernation, ce sont : 1° le froid, pourvu qu'il ne soit pas trop intense; 2° l'absence de tout excitant physique; 3° une atmosphère un peu confinée; 4° enfin, cette influence cachée, mais réelle des saisons, qui faisait dire à une dame très-aimable et très-spirituelle, que « passé le mois de mai, elle avait moins de peine à se garantir des faux pas. »

Quelquefois l'homme et surtout certaines femmes (*les hystériques*) tombent dans un sommeil qui ressemble assez à la mort pour avoir été malheureusement et trop souvent confondu avec elle. Ce sommeil tout pathologique, et souvent désigné sous le nom de *léthargie*, de *catalepsie*, est caractérisé par une immobilité complète et par une suspension presque absolue des fonctions nutritives. Le cœur ne bat plus, ou du moins ses battements deviennent *presque* insensibles (1); le pouls disparaît; la respiration cesse ou à peu près; la chaleur abandonne le malade, et cependant les fonctions sensorielles ne sont pas toujours entièrement éteintes: quelquefois même la faculté de sentir subsiste dans son intégrité. L'individu, plongé dans cet état, entend les gémissements de ses proches, il les voit apprêter ses funérailles, et il ne peut leur faire comprendre qu'il veut et doit rester au milieu d'eux. Affreuse torture, dont les annales de la médecine ou les registres de l'état civil nous ont offert de célèbres et trop nombreux exemples!

---

(1) Je dis *presque*, parce que la persistance des battements du cœur, quelque faibles qu'ils soient, est, chez l'homme, un signe certain d'existence, comme leur cessation complète est un signe de mort infaillible. « *Cor ultimum moriens;* » c'est le cœur qui meurt le dernier.

Vous savez à quelles erreurs fatales ces morts apparentes ont donné lieu. Je ne vous parlerai donc pas du pauvre abbé Prévost, puisqu'il est maintenant bien prouvé qu'il ne périt pas victime d'une autopsie prématurée, mais bien des suites d'une apoplexie ou d'une indigestion survenue après un dîner copieux qu'il venait de faire dans une maison de Bénédictins des environs de Senlis (1).

Mais je vous rappellerai l'histoire de ce gentilhomme Normand, « trois fois mort, trois fois enterré, et, par la grâce de Dieu, trois fois ressuscité. »

Je vous rappellerai surtout la scène si émouvante qui, vers le commencement du siècle dernier, se passait au Parlement de Paris, entre Mlle d'Olmond, fille de M. d'Olmond, Président au Parlement de Toulouse, et ses deux maris, MM. de Sézanne et de Saint-Alban.

Vous n'avez oublié sans doute ni le pathétique plaidoyer de M. de Sézanne, qui l'avait épousée après l'avoir arrachée vivante à la terre, ni l'ingénieux stratagème auquel M. de Saint-Alban eut recours pour la forcer à déclarer son union légitime avec lui; enfin, le jugement, qui, à l'instar de celui de Salomon, la rendit à son premier époux (2).

Voici des faits tout aussi merveilleux, peut-être même plus merveilleux encore. Des crapauds, des chenilles, ont pu, sans perdre la faculté de revenir à la vie, être gelés au point que leurs membres étaient durs et cassants comme le bois, et que leurs yeux ressemblaient à un grelon par l'aspect et pour la consistance. J'ai soumis moi-même les chenilles processionnaires du pin à un froid de 18 degrés. Quand je les laissais tomber sur le marbre de ma commode, leur corps rebondissait et résonnait comme un caillou. Eh bien! après un réchauffement lent et graduel, je les ai vues reprendre leur mollesse et leurs

---

(1) *Voy.* Bouchut, *Traité des signes de la mort*, pag. 11, ouvrage couronné par l'Institut de France. Paris, 1841, in-12.

(2) Cette curieuse histoire, ou plutôt ce drame déchirant, est rapporté tout au long dans les *Causes célèbres*, et reproduit par M. Bouchut dans son ouvrage déjà cité, pag. 308 et suiv.

allures accoutumées. J'ai fait des expériences et des observations analogues sur des *paludines vivipares*, espèce d'escargot aquatique, qui offre cette particularité remarquable, de faire des petits vivants, et sur l'*anodonte des cygnes*, autre mollusque d'eau douce, qui loge les siens dans ses organes respiratoires (1).

Enfin, et ceci dépasse tout ce que vous pourriez imaginer de plus extraordinaire, mon ami, M. Doyère, a pu exposer à une chaleur de 120, 140, 145, et même de 153 degrés C., le *tardigrade de Spallanzani*, petit animal microscopique, qui habite la mousse de nos toits, et il l'a vu reprendre la vie et le mouvement quelques heures après l'avoir humecté d'une simple goutte d'eau (2).

Les rotifères desséchés et les anguillules du blé niellé, ont offert à Spallanzani des phénomènes entièrement analogues.

Mais, me direz-vous, ces animaux, soumis à un froid si intense, ou à des degrés de chaleur si élevés, devaient avoir réellement perdu la vie; il ne leur restait que la faculté de la recouvrer dès qu'ils seraient placés dans des conditions favorables. Ce sont donc des animaux qui ressuscitent ?

Oui, sans doute, vous répondront MM. Doyère, et Is. Geoffroy Saint-Hilaire. En effet, il ne s'agit pas ici « d'une simple léthargie, comme on l'a dit quelquefois; car la léthargie est une vie obscure, latente, incomplète, mais pourtant réelle ou actuelle, la vie sous les apparences de la mort; mais d'un état qui n'a de nom dans aucune langue; d'un état qui n'est ni la vie ni la mort, mais qui assurément est encore l'organisation, et avec elle l'aptitude vitale (3). »

---

(1) N. Joly, *Annales des sciences naturelles*, t. III, p. 373, 3e série, 1845.

(2) Doyère, *Annales des sciences naturelles*, t. XVIII, p. 30, 2e série, 1842.

(3) Is. Geoffroy Saint-Hilaire, *Histoire naturelle générale des règnes organiques*, tom. II, pag 64.

« Les êtres animés, qui nous occupent ici, dit M. Doyère (à la fin de son beau Mémoire), ne sont plus que des réunions de principes organiques chimiquement secs, et la dessiccation établit *une solution de continuité absolue* entre *la vie première* des animaux qui nous occupent, et celle qu'une humidité nouvelle leur restitue. »

Les faits que je viens de vous citer ne sont guère connus que des savants de profession. Il en est d'autres qu'on peut dire vulgaires, et qui pour cela n'en sont pas moins dignes de toute votre attention. Ainsi, personne n'ignore que les œufs mis en réserve par la fermière produisent des poulets si on les place sous l'aile de la poule, ou bien dans une couveuse artificielle, ou même dans un four à incubation, construit sur le modèle de ceux des Egyptiens. On sait encore que, s'il est des graines qui perdent très-rapidement leur faculté germinative (*café*, *angélique*, *laurier*, etc.), il en est d'autres qui la conservent pendant un temps en quelque sorte illimité (*seigle*, *légumineuses*, *graminées*).

Remarquez encore ici une de ces admirables harmonies dont la nature nous offre tant d'exemples.

Plus les chances de destruction sont nombreuses, plus grande est la vitalité des germes ; témoin la résistance invincible qu'offrent à nos efforts les séminules du *botrytis bassiana*, qui fait de si grands ravages dans nos magnaneries en y portant la muscardine ; témoin surtout la ténacité de cet *oïdium Tuckeri*, venu de je ne sais où, qui résiste à tous nos moyens de destruction, semble défier la science elle-même, et menace de nous enlever, peut-être pour bien longtemps, les doux présents du joyeux Bacchus (1).

---

(1) Les lignes qui précèdent étaient tracées, quand j'ai reçu le dernier Bulletin de la Société d'Agriculture de l'Hérault, où se trouve consigné un remarquable travail d'un de mes anciens élèves, M. H. Marès, relatif à la *maladie de la vigne*. En employant le procédé du soufrage, l'auteur de ce travail a obtenu de magnifiques résultats sur 72 hectares de vigne de toute nature, et il en promet de semblables à quiconque suivra exactement la méthode qu'il indique.

La conclusion du Mémoire de M. Henri Marès est bien propre à nous donner des espérances pour l'avenir. La voici :

« Je disais, en terminant la partie historique de ce Mémoire : L'art a vaincu la maladie dans les serres où elle a pris naissance ; je puis dire encore, en finissant cet ouvrage, l'art est venu à bout de la vaincre aussi dans les vignobles immenses où rien ne semblait pouvoir arrêter son influence malfaisante (*). »

(*) *Bulletin de la Société centrale d'Agriculture du département de l'Hérault*, 1856, pag. 318.

La vitalité, quoique très-étonnante encore, est moins grande dans les végétaux phanérogames, c'est-à-dire, à sexes bien distincts. Cependant, on sait que des haricots pris dans l'herbier de Tournefort, cent ans après y avoir été déposés, ont pu germer dès qu'ils ont été placés dans les conditions favorables à la germination (1).

Le professeur Lindley raconte avoir vu, dans les jardins de la Société d'horticulture de Londres, trois plants de framboisiers, qui provenaient de graines trouvées dans l'estomac d'un homme dont le squelette avait été découvert à 30 pieds au-dessous de la surface du sol. Des monnaies de l'Empereur Adrien, trouvées tout à côté de ce squelette, indiquaient, très-vraisemblablement, pour ces graines, une antiquité de seize à dix-sept cents ans.

Enfin, des grains de blé, rapportés des hypogées de Thèbes par les savants de l'expédition d'Egypte, ont donné naissance, après plusieurs milliers d'années, à du blé tout ausi beau que s'il fût provenu de semence récoltée l'année précédente.

Dans tous ces cas, comme dans ceux que j'ai précédemment rapportés, la vie existait seulement en *puissance*, comme disent les philosophes, elle n'était pas en *acte*. En un mot, il y avait seulement l'aptitude à vivre, qui est à la vie ce que le pouvoir est à l'action.

Nous pouvons donc affirmer que beaucoup d'êtres organisés conservent à peu près indéfiniment leurs propriétés vitales, tandis que la vie est chez eux suspendue par suite de l'absence des stimulants capables de la mettre ou de la maintenir en exercice. Pour que la vitalité subsiste, il suffit donc que la composition normale ne soit point altérée par les agents extérieurs. L'une est donc sous la dépendance de l'autre; elle en est le résultat.

Ainsi s'expriment ceux qui refusent d'admettre la *force vitale* comme cause, comme principe de la vie, voulant, disent-ils, rester dans le domaine des faits bien positifs.

---

(1) De Candolle, *Physiologie végétale*, tom. II, pag. 622.

Mais en prétendant que la destruction de la vitalité, c'est-à-dire de l'aptitude à vivre, et celle de la vie elle-même sont dues à un simple changement dans la structure et la composition de l'agrégat matériel, n'ont-ils pas recours à une hypothèse qu'ils ne sauraient prouver dans une foule de cas?

Quel changement appréciable produit dans l'organisme une joie subite, une peine excessive? et pourtant la joie vous tue bien plus encore que la douleur. Une goutte d'acide hydrocyanique suffit pour faire périr un animal : où sont les lésions organiques que le scalpel pourra mettre à nu? En présence du cadavre humain, l'anatomie pathologique avoue chaque jour son impuissance à expliquer la mort. Et l'on prétendrait expliquer la vie par des propriétés générales unies à d'autres propriétés toutes *spéciales* qui seraient le *résultat* de l'organisation!...

Sans doute, il est beau, il est digne de l'esprit humain de vouloir ramener à une seule et même loi les phénomènes du monde inorganique et ceux du monde organisé. Peut-être un jour cette tentative hardie sera-t-elle couronnée d'un succès que nous appelons de tous nos vœux; mais en attendant la démonstration de cette loi universelle, l'établissement de cette synthèse magnifique et tout à fait grandiose, nous croyons pouvoir admettre, comme des faits très-acceptables et assez généralement acceptés,

1° Que tous les êtres vivants jouissent des propriétés générales de la matière;

2° Que ces êtres sont soumis à l'influence des grands agents physiques et chimiques (*calorique*, *lumière*, *électricité*, *attraction moléculaire*, *etc.*);

3° Que, en tant que corps organisés, ils modifient, en vue d'un but harmonique, l'action de ces agents et les dirigent à leur profit pendant une durée limitée pour chacun d'eux;

4° Qu'outre les phénomènes physiques et chimiques dont les corps organisés sont le théâtre, il se passe encore en eux des phénomènes que nous appelons *vitaux*, et dont les seules lois de la physique et de la chimie ne peuvent nous rendre un compte rigoureusement exact et satisfaisant pour l'esprit;

3° Qu'une force inconnue dans son essence, comme toutes les causes premières, mais essentiellement distincte de l'âme, préside à l'organisation et au maintien de l'agrégat matériel, « se surajoute aux forces inorganiques, les fait concourir à son but, mais ne les détruit point, pas plus que le plan incliné ne détruit l'action de la pesanteur sur les corps dont il modifie la marche (1). »

Enfin, nous adoptons complétement cette idée de Bichat : « Dire que la physiologie est la *physique des animaux*, c'est en donner une idée extrêmement inexacte ; j'aimerais autant dire que l'astronomie est la *physiologie des astres* (2). »

Nul doute, cependant, que la physique et surtout la chimie ne puissent rendre et ne rendent en effet, tous les jours, d'importants services à la physiologie. Parmi les nombreux exemples que nous pourrions citer, en voici deux des plus frappants. Ainsi M. Béchamp, de Strasbourg, vient de transformer l'albumine des œufs ou du sang en urée (3), sous l'action lente d'un corps oxydant (*permanganate de potasse*), et, par ce curieux résultat, il a confirmé des vues physiologiques qui étaient restées jusqu'alors à l'état de théorie. De son côté, M. Picard, en dosant l'urée qui se trouve dans le sang que la circulation amène aux reins, et dans celui qui en sort, a vu que la différence s'est trouvée égale à la quantité de ce produit contenu dans le liquide sécrété. « On croyait à peine, dit M. Bérard, à la possibilité d'atteindre à un tel degré de précision dans la mesure des phénomènes de la vie (4). »

Un des caractères essentiels de la vie, c'est la mutation continuelle de la matière ; c'est ce double mouvement de composition et de décomposition, que Cuvier désigne sous le nom pittoresque de *tourbillon vital*, mouvement en vertu duquel de

---

(1) Marié Davy, *Discours prononcé à la séance de rentrée des Facultés de Montpellier*, 1850.

(2) Bichat, ouvr. cité, pag. 58.

(3) L'*urée* est un des principes de l'urine.

(4) Bérard, *Discours prononcé pour l'inauguration de l'Ecole impériale de médecine et de pharmacie militaire de Strasbourg*. (Journal général de l'instruction publique, 20 décembre 1856.

nouvelles molécules pénètrent sans cesse dans l'organisme, tandis que les molécules anciennes en sont expulsées pour rentrer dans ce fonds commun de matière nutritive d'où elles-mêmes ont été tirées.

Et remarquez bien ceci, je vous prie; cette mutation, ce *va-et-vient* de molécules s'opère même dans les parties les plus dures, dans les tissus les plus compactes, dans les os, et jusque dans les dents.

« Cet os que je considère et qui se développe, n'a plus en ce moment aucune des parties qu'il avait il y a quelque temps, et bientôt il n'aura plus aucune de celles qu'il a aujourd'hui. Et dans tout ce renouvellement perpétuel de matière, sa forme change très-peu. Là est une des premières et fondamentales lois qui régissent les organismes. Dans tout ce qui a vie, la forme est plus persistante que la matière (1). »

En mêlant de la garance aux aliments ordinaires des porcs, des chiens, des pigeons, M. Flourens a vu, après Belchier, Duhamel et quelques autres, les os de ces animaux se colorer en rouge plus ou moins foncé.

Pour redonner aux os leur couleur normale, il suffisait de cesser pendant quelques semaines le régime garancé. Or, en faisant une coupe transversale d'un os long, de celui du bras, par exemple, on y apercevait distinctement trois zones concentriques, dont celle du milieu, la seule qui fût colorée, était celle qui s'était formée pendant que l'animal avait été soumis au régime tinctorial. Des deux zones blanches, l'interne correspondait à l'époque écoulée depuis la naissance de l'animal jusqu'au moment de l'expérience. L'externe indiquait la partie de l'os qui s'était formée après la reprise du régime ordinaire.

Des expériences analogues ont prouvé que si l'on ne tue l'animal que cinq ou six mois après l'expérience, la coupe de ses os ne présente plus qu'un cercle blanc (l'externe). La zone blanche interne et la zone rouge qui la recouvrait ont disparu.

---

(1) Flourens, *Nouvelles recherches concernant l'action de la garance sur les os*, Ann. Scienc. nat., tom. xv, pag. 246, 2e série.

Nous avons dit que les dents elles-mêmes se colorent. D'après M. Flourens, au contraire, la partie osseuse (*ivoire*) seule devient rouge ; l'émail reste incolore. La mâchoire du chien que je fais passer sous vos yeux prouve que l'émail et le cément se colorent aussi bien que l'ivoire (1).

Je ne saurais non plus admettre, avec le célèbre Secrétaire de l'Académie des Sciences, que les os et les dents, qui leur ressemblent beaucoup par leur composition chimique et même un peu par leur texture, soient les seules parties du corps sur lesquelles agit la garance.

En effet, nous conservons dans les collections de la Faculté des Sciences les preuves péremptoires du contraire.

L'une de ces preuves nous est fournie par la membrane interne du gésier d'une poule que nous avions nourrie à la garance. Cette membrane est, dans toute son épaisseur, d'un rouge pourpre très-intense. La seconde preuve nous est donnée par un œuf qui fut pondu par cette même poule, et dont la coque est encore d'un rose assez prononcé, quoique dix ans se soient écoulés depuis l'expérience. Bien que la teinte soit tout à fait superficielle, cet œuf ne démontre pas moins jusqu'à l'évidence que l'oviducte, c'est-à-dire le canal où s'est formée la coque, était lui-même coloré à l'intérieur : ce qui, d'ailleurs, n'a rien d'étonnant, puisque l'oviducte reçoit de nombreux vaisseaux sanguins, et que le sang lui-même présente une teinte en rapport avec la quantité de garance mêlée aux aliments (2).

---

(1) Les remarquables travaux de R. Owen, ont prouvé que le cément existe en couche très-mince sur les dents de l'homme et des carnassiers, et que cette partie de la dent est vasculaire comme l'ivoire.

(2) Tous ces faits, le dernier surtout, nous semblent prouver que, dans les expériences sur l'alimentation au moyen du régime garancé, il se produit des phénomènes de teinture, de simple affinité chimique de la matière colorante pour la partie terreuse des os (*phosphate de chaux*), peut-être plus que des phénomènes de véritable nutrition. C'est là, du reste, un résultat qu'ont mis hors de doute les recherches de MM. Serres et Doyère (*),

(*) Serres et Doyère, *Exposé de quelques faits relatifs à la coloration des os chez les animaux soumis au régime de la garance.* (Ann. Scienc. nat., t. XVII, p. 153, 2ᵉ sér.)

J'ai dit, avec le professeur Lordat, que la puissance qui crée la vie est une puissance *infinitésimale*, c'est-à-dire d'une petitesse infinie à son origine ; mais elle s'accroît progressivement, acquiert son plus haut degré d'intensité, puis, quand le temps est venu, finit par disparaître. J'ajoute avec lui, que ces phases diverses, vulgairement désignées sous le nom d'*âges*, pourraient être figurées sous la forme d'un fuseau, dont l'une des pointes représenterait le point initial de la vie, l'autre son point final ; tandis que le renflement du fuseau indiquerait le moment où elle est le plus active, les deux courbes divergentes servant à figurer la naissance et l'accroissement ; les deux courbes convergentes, le déclin et la mort.

La vie a ses degrés comme elle a ses phases.

Très-simple et très-obscure dans ses manifestations chez les êtres les plus inférieurs, où tous les éléments organiques sont confondus en une pulpe homogène chargée de remplir toutes les fonctions nécessaires à l'entretien de l'ensemble, la vie va se compliquant de plus en plus. Ses actes s'exécutent avec d'autant plus de précision que le nombre des organes spéciaux devient plus considérable et que, conséquemment, le travail physiologique se divise davantage. Absolument comme dans l'industrie humaine, la perfection des produits qui exigent plusieurs spécialités est en rapport avec le nombre et l'habileté des ouvriers spéciaux employés à les fabriquer.

Cette simplicité de la vie chez les organismes inférieurs nous explique, et leur mode de reproduction par division spontanée, et leur resistance étonnante aux mutilations qu'on leur fait subir. Ainsi, Trembley, de Genève, a constaté par des expériences devenues justement célèbres, que l'hydre ou polype d'eau douce peut être, non-seulement retourné comme les doigts de vos gants, mais encore divisé en une multitude de

---

et surtout celles plus récentes de MM. Brullé et Hugueny (**) sur le sujet qui nous occupe.

(**) *Expériences sur le développement des os dans les mammifères et les oiseaux, faites au moyen de l'alimentation par la garance.* (Même recueil, tom. IV, pag. 290, 3e série.)

fragments qui continueront à vivre et à se compléter. Ainsi, vous avez beau couper la tête, elle repoussera quelque temps après avec les bras dont elle est pourvue : la tête ancienne acquerra une queue, et même, si vous le désirez, vous pourrez sur cette queue unique obtenir autant de têtes que vous voudrez. Il suffira, pour cela, de vous armer d'un très-fin scalpel, et de fendre la partie antérieure du corps en autant de lanières qu'il y aura de têtes à former.

Ainsi se réalisera sous vos yeux la fameuse fable de l'hydre de Lerne, et ce n'est pas la seule fois que la nature vous montrera qu'elle est plus féconde en ressources ingénieuses, que notre imagination ne l'est dans ses chimères et ses rêves de toute espèce.

A côté de l'hydre, elle vous montrera les Cyclopes et les Polyphèmes, avec leur œil unique au milieu du front ; les Janiceps avec leur double visage; les Hermaphrodites avec leur double sexe. Chez les Grégarines, vous la verrez confondre deux corps en un seul au moment de la fécondation (1). Enfin, chez les papillons du genre *Psyché*, et même parfois chez les abeilles, elle vous rendra témoin d'une vraie *Parthénogénèse*, c'est-à-dire d'une génération par des vierges, indépendamment de tout concours du mâle (2).

A mesure que vous montez les degrés de l'échelle des êtres, la résistance aux mutilations s'affaiblit de plus en plus.

Ainsi, tandis que chez la Synapte du Duvermoy, la division du corps peut être portée aussi loin que possible, sans que les

---

(1) Les Grégarines sont des vers d'une organisation très-simple qui vivent en parasites dans le canal digestif des insectes. D'après Stein, leur forme, d'abord allongée, devient presque hémisphérique au moment de la reproduction : c'est alors aussi qu'a lieu la *conjugaison* ou fusion des deux individus en un seul. Des faits analogues ont été observés chez les infusoires (*Actinophrys*, *Podophyra*, *Acineta*) par Koelliker, von Siebold et Cohn. Certains végétaux (*algues conjuguées*) présentent aussi des phénomènes du même genre.

(2) Consultez sur ces faits si curieux le récent et remarquable travail de Ch. von Siebold, inséré par extrait dans la *Bibliothèque universelle de Genève*, décembre 1856.

fragments perdent la faculté de se contracter et même de se mouvoir ; tandis que chacun des segments d'une lanière coupée longitudinalement, obliquement, transversalement, en un mot dans tous les sens, peut redevenir un animal parfait, pourvu que ce segment n'ait pas moins de la dixième partie du total ; déjà le ver de terre ou lombric ne peut plus reproduire sa tête, si on lui enlève plus de huit anneaux antérieurs (Dugès). Les colimaçons reproduisent encore les tentacules, les yeux et même la tête dont on les a privés ; les salamandres, les écrevisses, les homards régénèrent leurs pattes arrachées à dessein ou par accident ; les lézards se font une nouvelle queue, mais rien de semblable ne s'observe ni chez les oiseaux ni chez les mammifères. Bien plus, chez ces derniers, toute mutilation tant soit peu considérable devient bientôt ou subitement fatale.

C'est qu'ici tous les organes sont, pour ainsi dire, solidaires les uns des autres ? En mutiler un, c'est gravement compromettre la vie de l'ensemble, c'est même lui porter une atteinte mortelle, tandis que chez les êtres inférieurs, chaque partie possède une grande indépendance et jouit des propriétés du tout. Chez les animaux supérieurs, la vie se localise et se concentre dans quelque organe important (1). Dans les organismes inférieurs, au contraire, elle est, pour ainsi dire, disséminée sur tous les points du corps. De là, chez ces derniers, une étonnante résistance aux mutilations, une facilité extrême pour réparer les parties perdues ou enlevées, de là, enfin, la possibilité des boutures et des greffes animales et végétales.

Mais, me demanderez-vous sans doute, où donc est le siége de la vie chez l'homme et chez les animaux supérieurs ? A cela je vous répondrai franchement : Je n'en sais rien ! D'autres, moins embarrassés que moi, vous affirmeront, sans hésiter, que la vie réside dans un point très-circonscrit de la moëlle épi-

---

(1) D'après le professeur Lordat et l'Ecole dont il est et sera toujours l'une des gloires, la vie, ou, comme il dit, l'*Esprit de vie* est *ubiquitaire*, c'est-à-dire répandu dans tout l'organisme, dont il unit toutes les parties, absolument comme l'*Esprit national* lie entre eux les divers membres d'une société politique.

nière, qu'ils ont nommé le *nœud vital* : ils iront même jusqu'à vous mesurer en millimètres carrés l'espace occupé par ce nœud ; ils vous diront qu'il est situé immédiatement au-dessus de l'origine de la 8e paire de nerfs (*le pneumo-gastrique*), et qu'il a sa limite inférieure trois ou quatre lignes au-dessous de cette origine, etc., etc., et ils ajoutent qu'ils ont constaté tout cela par des expériences auxquelles il n'y a rien à redire.

Assurément, personne plus que moi n'admire la sagacité ingénieuse des Flourens, des Magendie, des Longet, etc., etc. Mais mon admiration ne m'aveugle pas au point de m'empêcher de m'adresser à moi-même cette simple question :

Où est donc le siége de la vie chez les monstres anencéphales, qui n'ont ni cerveau ni moëlle épinière, et chez les acéphales, qui n'ont pas même de tête ni de cou ; chez les môles ou monstres anidiens, qui n'ont aucune forme déterminée ?

Tous ces monstres, il est vrai, ne vivent pas, ou du moins ne vivent que très-peu de temps dès qu'ils sont sortis du sein de leurs mères ; mais enfin ils ont vécu, puisqu'ils se sont accrus, puisque souvent même ils ont acquis un notable embonpoint. Ils ont vécu, il est vrai, d'une vie tout intérieure ; mais enfin ils ont vécu sans *nœud vital*. L'objection, vous le voyez, ne manque pas d'une certaine gravité. Nos savants la résoudront peut-être un jour.

A propos d'objections, en voici une qui ne me semble ni moins grave, ni moins difficile à réfuter pour les sectateurs de Barthez et du principe vital. On sait qu'il est possible de ressouder le bout du nez ou de l'oreille aux organes qui viennent d'en être privés par l'instrument tranchant. Ce segment du nez ou de l'oreille avait-il emporté avec lui, en tombant, un rejeton du principe vital disséminé dans le corps tout entier ? S'il en était effectivement ainsi, pourquoi ce rejeton a-t-il quitté la partie qu'il habitait ? Si vous supposez qu'il y est resté, il a dû, quand la réunion des parties divisées a eu lieu, se replonger dans le principe d'où il émane, ou se soumettre à lui comme un docile enfant. C'est bien pis encore dans le cas des reproductions par division artificielle chez les organismes inférieurs. Que devient le principe vital dans l'hydre que vous coupez en vingt morceaux? Il se divise, vous répondront Barthez et son Ecole, et cependant il reste tout entier dans chaque fragment (1). J'avoue que cette réponse me satisfait très-peu, et je pense qu'elle ne vous satisfait pas davantage. J'aimerais mieux dire tout simplement, au moins pour ce qui a trait à notre premier exemple, que tant que la partie coupée a conservé l'intégrité de sa texture et, avec elle, l'aptitude à vivre, cette aptitude passe à l'état d'acte par le seul fait du rapprochement immédiat du fragment de nez avec l'organe auquel il appartient.

Mais cette explication, je le reconnais, n'en est pas une, et nous retombons en plein organicisme, tant la question que vous m'avez posée est pleine d'insolubles difficultés ; tant la vérité, telle que se la représentent trop souvent les hommes, a peu les caractères d'évidence de l'Eternelle Vérité. Consolons-nous donc de notre ignorance, en pensant et en disant avec Pascal : « On doit douter où il faut, se soumettre où il faut, assurer où il faut ; » et avec notre judicieux Bichat, que « la connaissance des causes premières est presque toujours interdite à l'esprit humain, et que le voile épais qui les couvre enveloppe de ses innombrables replis quiconque tente de le déchirer. »

Dans tout ce qui précède, il n'a été question que de la vie physique, de la vie toute végétative

Pour ce qui concerne la vie intellectuelle et morale, permettez-moi, ma chère amie, de vous renvoyer aux philosophes de profession, ou mieux encore à l'un de vos poëtes favoris,

---

(1) Cette divisibilité de la Force Vitale et Unitaire dans des animaux où l'on n'a jamais pu découvrir rien qui ressemble aux nerfs, doit s'exprimer, dit le professeur Lordat, par les termes énigmatiques dont S. Thomas se sert pour rendre le dogme mystérieux de la *présence réelle* professée par les Catholiques : « Souviens-toi, et n'en doute jamais, qu'après la fraction, le tout demeure dans le fragment, comme il demeurait dans l'entier. »

LORDAT, *Insénescence du sens intime*, p. 267.

à ce grand citoyen qui use maintenant dans un travail ingrat une noble vie qu'il ne veut pas céder à la douleur. Personne mieux que lui n'a dépeint les douceurs et les angoises de l'existence, ses ivresses et ses désenchantements, ses espérances et ses brisements de cœur, ses jours *alcyoniens* et ses tempêtes. Mais à quoi bon vous dire tout celà ? Ne me le disiez-vous pas vous-même et mille fois mieux, quand nous lisions ensemble les *Méditations poétiques*, *Jocelyn*, *Raphaël* et *Graziella* ?

Agréez, etc.

N. Joly.

LA CHÈVRE ET LE CHOU.

FABLE (1).

*A Mademoiselle E. B***.*

Une chèvre était prés de brouter un gros chou.
« Nourrice de Jupin, arrête, je te prie,
» Épargne l'innocent, accorde lui la vie,
» Je ne le détruirais pour tout l'or du Pérou. »
Ainsi parlait d'une voix suppliante,
Flûtée, émue et caressante,
La jeune Iris, au cœur compatissant.
— D'où vient, lui dit la chèvre un intérêt si tendre
Pour cet inepte chou qui ne peut vous entendre?
Votre discours est bien touchant,
Mais le chou fait mieux mon affaire.
— Non, il faut l'épargner; c'est au nom de ma mère
Que je t'adresse une telle prière.
Ma mère l'a planté; par ses soins, chaque jour,
Elle en augmente le contour,
Elle l'admire, elle le choie,
En un mot, ce gros chou, c'est son orgueil, sa joie.
— Regarde, ici tout près, ce buisson verdoyant
Sera pour toi, sans doute, un meilleur aliment.
L'animal encorné s'éloigne en grommelant,
Va brouter le buisson; mais, mainte et mainte épine
Lui pique le museau, l'irrite, le chagrine.
Bientôt, se repentant de sa docilité:
— Au diable! se dit-il, Iris et sa supplique;
Ma bouche est tout en sang, mon ventre a la colique,
A quoi m'aura servi ma générosité?

(1) Mon imprimeur me demande de quoi remplir ce feuillet blanc; je lui envoie ce badinage qui ne peut trouver grâce qu'auprès de vous et de lui.

La bique avait raison. Une énorme marmite
Englobait le soir même un chou prodigieux.
Le protégé d'Iris, mis dans la lèchefrite
Fut arrosé d'un jus délicieux,
Fourni par un chapon, chapon digne des Dieux,
Élevé tout exprès par la prudente mère,
Vrai modèle de ménagère.
Quoique simple mortelle, Iris en prit sa part,
Le trouva succulent, et comprit, mais trop tard,
Qu'elle avait eu grand tort de défendre une vie
Qui pour un but final devait être ravie.
Le chou ne lui sut gré de sa protection;
La chèvre l'accusa, dans son humeur maussade,
D'avoir causé cette indigestion
Dont elle était encor malade.
Ceci vous montre donc qu'il faut être bien fou
Pour vouloir ménager et la chèvre et le chou.

N. J.

TOULOUSE, Imprimerie de Jean-Matthieu DOULADOURE.

www.ingramcontent.com/pod-product-compliance
Ingram Content Group UK Ltd.
Pitfield, Milton Keynes, MK11 3LW, UK
UKHW021026200726
13857UKWH00004B/1618

9 782013 480505